Stop all'Ipertensione con la Dieta DASH

Il Tuo Piano Alimentare di 21 Giorni e Consigli Pratici per Perdere Peso Velocemente Mantenere la Pressione Sanguigna sotto Controllo e Promuovere il Benessere Cardiovascolare. "Dimagrisci in Salute con Dieta DASH, Ama la Tua Vita e Riprenditi il Tuo Corpo, Passo dopo Passo."

SOFIA INCANTO

Sommario

Introduzione alla Dieta DASH

Origini della Dieta DASH

La Dieta DASH, acronimo di "Dietary Approaches to Stop Hypertension," ha radici profonde nella ricerca scientifica e nell'impegno per affrontare uno dei problemi di salute più diffusi: l'ipertensione. Il suo percorso inizia nei primi anni '90 quando il National Heart, Lung, and Blood Institute (NHLBI) degli Stati Uniti si pose l'obiettivo di sviluppare un approccio alimentare che potesse abbassare la pressione sanguigna senza ricorrere all'uso esclusivo di farmaci.

La ricerca iniziale si concentrava sull'associazione tra dieta e ipertensione, riconoscendo che le scelte alimentari svolgono un ruolo fondamentale nella salute cardiovascolare. Gli scienziati dell'NHLBI, guidati dalla necessità di trovare soluzioni preventive e naturali, intrapresero uno studio approfondito per identificare i modelli alimentari che potessero influenzare positivamente la pressione arteriosa.

Nel corso di questo processo, emerse un approccio che non solo si dimostrò efficace nel controllo dell'ipertensione, ma ebbe anche un impatto positivo su altri aspetti della salute. Questo approccio, alla fine noto come Dieta DASH, divenne una pietra miliare nell'integrazione di scelte alimentari salutari nel contesto della prevenzione e del controllo delle malattie cardiovascolari.

Uno dei principi chiave alla base della Dieta DASH è l'attenzione ai nutrienti essenziali noti per influenzare la pressione sanguigna. Questa dieta promuove l'aumento dell'assunzione di potassio, calcio e magnesio, e allo stesso tempo limita l'apporto di sodio. Questo equilibrio nutrizionale è diventato un pilastro del successo della

Dieta DASH nel controllo dell'ipertensione, dimostrando che ciò che mettiamo nel nostro corpo può svolgere un ruolo cruciale nella nostra salute.

La Dieta DASH è nata come risposta alla necessità di un'alternativa naturale e sostenibile per gestire l'ipertensione. La sua approfondita base scientifica e l'attenzione alle prove empiriche hanno reso questo regime alimentare una guida affidabile per milioni di individui che cercano di migliorare la loro salute. È emersa come una risorsa per coloro che vogliono non solo abbassare la pressione sanguigna, ma anche adottare uno stile di vita più sano in generale.

Il successo della Dieta DASH si riflette nell'ampio consenso scientifico e nell'approvazione di istituzioni sanitarie di tutto il mondo. La sua nascita come approccio nutrizionale rivoluzionario è diventata una testimonianza del potere trasformativo delle scelte alimentari consapevoli. Nel corso di questo libro, esploreremo in dettaglio le origini della Dieta DASH e come possiamo applicarla con successo per migliorare la nostra salute complessiva. Siamo pronti a intraprendere un viaggio che va oltre la mera gestione dell'ipertensione, abbracciando uno stile di vita che ci permetterà di amare la nostra vita e riprendere il controllo del nostro corpo, passo dopo passo.

Principi fondamentali della Dieta DASH: Concentrarsi sull'equilibrio nutrizionale e sulla salute cardiovascolare

La Dieta DASH è molto più di una semplice lista di cibi da mangiare o evitare; è un approccio olistico alla nutrizione progettato per migliorare la salute cardiovascolare attraverso un equilibrio nutrizionale accurato. Questi principi fondamentali costituiscono la spina dorsale della dieta, guidando i partecipanti verso scelte alimentari consapevoli che mirano a migliorare il loro benessere complessivo.

Uno dei pilastri principali della Dieta DASH è la consapevolezza dell'equilibrio nutrizionale. Questo significa fornire al corpo una gamma diversificata di nutrienti essenziali necessari per il suo corretto funzionamento. La dieta incoraggia il consumo di una varietà di alimenti ricchi di potassio, calcio e magnesio, componenti chiave associati alla regolazione della pressione sanguigna. Questi nutrienti si trovano abbondantemente in frutta, verdura, cereali integrali, noci e legumi, i quali costituiscono la base di una dieta DASH equilibrata.

L'attenzione alla salute cardiovascolare è un altro principio centrale. La Dieta DASH si è guadagnata la sua reputazione in quanto potente strumento nella gestione dell'ipertensione, riducendo la pressione sanguigna attraverso una combinazione di scelte alimentari intelligenti. Riducendo l'apporto di sodio e promuovendo una dieta ricca di antiossidanti e grassi salutari, la Dieta DASH supporta la salute delle arterie e riduce il rischio di malattie cardiovascolari.

La componente cardiovascolare della Dieta DASH si estende oltre il semplice controllo della pressione sanguigna. Essa si sforza di migliorare la composizione lipidica, riducendo i livelli di colesterolo LDL (il "cattivo" colesterolo) e aumentando i livelli di colesterolo HDL (il "buon" colesterolo). Questo approccio mirato promuove la salute del cuore riducendo il carico sul sistema cardiovascolare e mitigando i fattori di rischio associati alle malattie cardiache.

L'equilibrio nutrizionale e la salute cardiovascolare, combinati, rappresentano il cuore pulsante della Dieta DASH. Questi principi non solo offrono un approccio per la gestione dell'ipertensione, ma sottolineano l'importanza di adottare uno stile di vita sano e preventivo.Concentrandosi su alimenti che forniscono nutrienti chiave, la dieta mira a migliorare la funzione generale del corpo, fornendo la base per una vita sana e attiva.

Infine, la Dieta DASH invita a considerare la nutrizione non solo come un atto di consumo di cibo, ma come una forma di cura del proprio corpo. Questo approccio mette l'individuo al centro del proprio benessere, incoraggiando una consapevolezza continua delle scelte alimentari e dei loro impatti sulla salute a lungo termine.

Obiettivi della Dieta DASH

Controllo della pressione sanguigna, gestione del peso e prevenzione di malattie croniche. La Dieta DASH è più di un semplice piano alimentare; è un percorso verso il benessere complessivo, delineato da obiettivi chiari che si estendono ben oltre la mera gestione dell'ipertensione. Questi obiettivi, accuratamente formulati, costituiscono le tappe fondamentali del viaggio verso una salute ottimale.

Il primo obiettivo, e uno dei pilastri principali della Dieta DASH, è il controllo della pressione sanguigna. L'ipertensione è una condizione diffusa che può portare a gravi complicazioni cardiovascolari, ma la Dieta DASH si pone l'obiettivo di affrontare questa sfida attraverso scelte alimentari mirate. Riducendo l'assunzione di sodio e aumentando il consumo di potassio, calcio e magnesio, la dieta crea un ambiente nutrizionale che favorisce il mantenimento della pressione sanguigna entro valori sani. Questo obiettivo non solo contribuisce a ridurre il rischio di malattie cardiovascolari, ma può anche migliorare la qualità generale della vita attraverso una migliore regolazione della circolazione sanguigna.

La gestione del peso è un secondo obiettivo cruciale della Dieta DASH. Molte persone si avvicinano a una dieta con l'obiettivo principale di perdere peso, ma la Dieta DASH propone un approccio più ampio e sostenibile. Promuove il raggiungimento e il mantenimento di un peso corporeo sano attraverso la promozione di una dieta equilibrata e il controllo delle porzioni. Invece di concentrarsi su restrizioni caloriche e diete drastiche, la Dieta DASH insegna a fare scelte alimentari che favoriscono il senso di sazietà, contribuendo a prevenire il sovrappeso e l'obesità.

Questo obiettivo è intrinsecamente collegato alla salute cardiovascolare, poiché il peso corporeo sano è spesso associato a un ridotto rischio di malattie cardiache.

La prevenzione di malattie croniche rappresenta il terzo pilastro degli obiettivi della Dieta DASH. La dieta mira a ridurre il rischio di sviluppare una serie di condizioni croniche, tra cui il diabete di tipo 2, alcune forme di cancro e malattie del sistema cardiovascolare. La sua composizione nutrizionale, ricca di antiossidanti, fibre e nutrienti essenziali, è progettata per ridurre l'infiammazione nel corpo e supportare la funzione generale degli organi e dei sistemi vitali. Questo obiettivo più ampio sottolinea l'approccio preventivo della Dieta DASH, che va oltre la semplice gestione di sintomi specifici per promuovere uno stato generale di salute.

Perché la Dieta DASH è Importante

Impatto sulla pressione sanguigna: Come la Dieta DASH può aiutare a mantenere valori pressori sani.

Il cuore pulsante della Dieta DASH è il suo impatto positivo sulla pressione sanguigna, un fattore cruciale nella salute cardiovascolare. Affrontare l'ipertensione attraverso scelte alimentari consapevoli è uno degli aspetti più distintivi e potenti di questa dieta, portando beneficio non solo a chi soffre già di pressione alta ma anche a coloro che cercano una prevenzione attiva.

Il primo passo verso la comprensione dell'impatto della Dieta DASH sulla pressione sanguigna è considerare l'approccio olistico alla composizione nutrizionale. La dieta si concentra sull'aumento di nutrienti chiave, come potassio, calcio e magnesio, noti per i loro effetti benefici sulla regolazione della pressione arteriosa. Questi nutrienti agiscono in sinergia per favorire la dilatazione dei vasi sanguigni, riducendo la resistenza del flusso sanguigno e abbassando la pressione sanguigna complessiva.

Un elemento cruciale della Dieta DASH è la riduzione dell'apporto di sodio. Il sodio è noto per contribuire all'ipertensione, poiché può provocare ritenzione di liquidi e aumentare la pressione nelle arterie. La Dieta DASH propone una limitazione consapevole dell'assunzione di sodio, stabilendo linee guida specifiche che mirano a mantenere il consumo giornaliero a livelli compatibili con una pressione sanguigna sana. Questo approccio si traduce in un ambiente nutrizionale che promuove l'equilibrio idrico e riduce lo stress sui vasi sanguigni.

Inoltre, la dieta incoraggia il consumo di alimenti ricchi di potassio, un minerale noto per controbilanciare gli effetti negativi del sodio sulla pressione sanguigna. Frutta, verdura, legumi e noci sono fonti eccellenti di potassio e formano la base di una dieta DASH equilibrata. Questi alimenti non solo forniscono nutrienti essenziali, ma contribuiscono anche a mantenere l'equilibrio elettrolitico necessario per una regolazione ottimale della pressione arteriosa.

Gli studi scientifici hanno ampiamente confermato l'efficacia della Dieta DASH nel controllo della pressione sanguigna. Le ricerche hanno dimostrato che seguendo la Dieta DASH, è possibile ottenere riduzioni significative nella pressione sanguigna sistolica e diastolica. Questi risultati positivi sono stati osservati in persone con ipertensione, ma anche in individui con pressione sanguigna normale, suggerendo che la dieta può svolgere un ruolo fondamentale nella prevenzione dell'ipertensione.

Un elemento chiave da sottolineare è che la Dieta DASH non è un approccio drastico o privativo; al contrario, è incentrata sulla sostenibilità e sulla creazione di abitudini alimentari durature. Questo la rende adatta a lungo termine, poiché gli individui possono integrarla nella loro vita quotidiana senza sentirsi vincolati da restrizioni estreme.

In conclusione, l'impatto positivo della Dieta DASH sulla pressione sanguigna è un elemento cruciale che la rende una risorsa preziosa nella promozione della salute cardiovascolare. Affrontando l'ipertensione attraverso una combinazione di nutrienti chiave e una gestione consapevole del sodio, la dieta offre un approccio equilibrato e sostenibile per mantenere valori pressori sani.

Versatilità e adattabilità: Un approccio nutrizionale sostenibile per tutti.

Uno dei tratti distintivi e potenti della Dieta DASH è la sua versatilità e adattabilità, trasformandola in un approccio nutrizionale che può essere abbracciato da tutti, indipendentemente dallo stile di vita, dalle preferenze alimentari o dalle esigenze specifiche. Questa caratteristica rende la Dieta DASH più di una semplice tendenza dietetica; è un modo di mangiare che può essere personalizzato per soddisfare le esigenze individuali, rendendo la salute accessibile a tutti.

La versatilità della Dieta DASH emerge dalla sua flessibilità nella scelta degli alimenti. A differenza di molte diete che impongono restrizioni drastiche o eliminano interi gruppi alimentari, la Dieta DASH abbraccia la diversità nutrizionale. Incoraggia il consumo di frutta fresca, verdura, cereali integrali, proteine magre, noci e legumi, permettendo una vasta gamma di combinazioni culinarie. Questa diversificazione non solo rende la dieta gustosa e appagante, ma offre anche un'ampia gamma di nutrienti essenziali.

L'approccio nutrizionale della Dieta DASH è sostenibile nel lungo termine, poiché evita estremismi e si basa su principi che possono essere integrati con successo nella vita quotidiana. La sua adattabilità è evidente nelle varie versioni della dieta che possono essere personalizzate per soddisfare le esigenze specifiche. Ad esempio, la Dieta DASH può essere adattata per chi segue una dieta vegetariana o vegana, garantendo che le scelte alimentari rispettino le preferenze individuali senza compromettere i benefici per la salute.

Inoltre, la Dieta DASH non richiede l'acquisto di prodotti costosi o difficili da reperire. Si basa su alimenti comuni e accessibili che possono essere facilmente reperiti in qualsiasi supermercato. Questa accessibilità è fondamentale per garantire che la Dieta DASH possa essere adottata da persone con diverse disponibilità economiche e in vari contesti geografici.

Un altro elemento chiave della versatilità della Dieta DASH è la sua applicabilità a persone di tutte le età e condizioni di salute. È adatta sia per adulti che per bambini, offrendo una base nutrizionale solida per la crescita e lo sviluppo. Inoltre, può essere modificata per adattarsi alle esigenze di persone anziane o a coloro che affrontano condizioni mediche specifiche, come il diabete o l'insufficienza renale.

Salute cardiovascolare e perdita di peso: Benefici a lungo termine per il benessere complessivo.

La Dieta DASH si distingue per la sua capacità di offrire benefici a lungo termine, andando oltre il mero controllo della pressione sanguigna. Uno degli aspetti più rilevanti e universalmente desiderati è la promozione della salute cardiovascolare e la gestione sana del peso. Questi due obiettivi, strettamente intrecciati, si rivelano fondamentali per un benessere complessivo duraturo.

La Dieta DASH, con il suo focus sulla riduzione del sodio e l'aumento di nutrienti chiave come potassio, calcio e magnesio, si dimostra un alleato potente nella preservazione della salute cardiovascolare. Riducendo la pressione sanguigna e migliorando la composizione lipidica, la dieta contribuisce a mantenere le arterie flessibili e a ridurre il rischio di aterosclerosi, un fattore chiave nelle malattie cardiache.

L'attenzione specifica alla riduzione del sodio è cruciale per la salute cardiovascolare. La Dieta DASH consiglia di limitare l'assunzione giornaliera di sodio, il che è particolarmente rilevante dato il ruolo del sodio nella ritenzione idrica e nell'aumento della pressione arteriosa. Questo approccio mirato riduce il carico di lavoro del cuore e previene l'accumulo di fluidi e tossine che potrebbero compromettere il sistema cardiovascolare.

In parallelo, la Dieta DASH si dimostra efficace anche

nella gestione del peso corporeo. Il suo approccio equilibrato e sostenibile promuove una perdita di peso graduale e salutare, fornendo al corpo i nutrienti necessari senza sacrificare il gusto o la soddisfazione alimentare. Questo è fondamentale per evitare il ciclo delle diete yo-yo, comuni in molte altre pratiche alimentari.

La ricchezza di fibre presenti nella Dieta DASH gioca un ruolo chiave nella gestione del peso. Le fibre contribuiscono a mantenere un senso di sazietà più a lungo, riducendo l'impulso di fare spuntini non salutari o di consumare porzioni eccessive durante i pasti. Inoltre, le fibre svolgono un ruolo positivo nella regolazione del glucosio nel sangue, essenziale per evitare picchi e cadute di energia che possono ostacolare gli sforzi di perdita di peso.

La Dieta DASH mira alla perdita di peso sana attraverso la promozione di scelte alimentari nutrienti e la consapevolezza delle porzioni. Questo approccio è particolarmente rilevante in un contesto in cui l'obesità è sempre più associata a una serie di problemi di salute, tra cui malattie cardiache, diabete di tipo 2 e altri disturbi metabolici.

La perdita di peso sana, combinata con la gestione della pressione sanguigna, crea un circolo virtuoso di salute cardiovascolare. Questi benefici a lungo termine non solo riducono il rischio di malattie croniche, ma anche migliorano la qualità della vita in generale. La Dieta DASH si rivela quindi una scelta sagace per chiunque cerchi una via sostenibile per migliorare la salute cardiovascolare e raggiungere un peso corporeo ottimale.

Chi può beneficiare della Dieta DASH

Ipertensione e salute cardiaca: La Dieta DASH come alleato per chi lotta con la pressione alta.

L'ipertensione, comunemente nota come pressione sanguigna elevata, è uno dei principali fattori di rischio per malattie cardiovascolari, e la Dieta DASH emerge come un alleato prezioso per chi affronta questa sfida. Questo segmento del libro si concentra su come la Dieta DASH diventa un faro di speranza per coloro che lottano con la pressione alta, offrendo un approccio nutrizionale mirato che va oltre il semplice controllo della pressione sanguigna.

La Dieta DASH si è guadagnata una reputazione straordinaria nel management dell'ipertensione, dimostrando che la nutrizione gioca un ruolo fondamentale nella regolazione della pressione sanguigna. Il suo approccio olistico mira a ridurre il sodio, promuovere l'assunzione di nutrienti chiave e incoraggiare uno stile di vita salutare, fornendo un supporto completo per la salute cardiovascolare.

La riduzione del sodio è uno dei cardini della Dieta DASH, poiché il sodio è noto per contribuire all'aumento della pressione sanguigna. Questa dieta consiglia di limitare l'apporto giornaliero di sodio, spingendo verso scelte alimentari consapevoli e la preparazione di pasti freschi a casa. Eliminare gradualmente il sodio in eccesso può portare a un calo significativo della pressione sanguigna, offrendo un approccio naturale e sostenibile alla gestione dell'ipertensione.

La promozione di nutrienti come il potassio, il calcio e

il magnesio è un altro aspetto distintivo della Dieta DASH. Questi minerali sono cruciali per il corretto funzionamento del sistema cardiovascolare e sono associati a una riduzione della pressione sanguigna. Frutta, verdura, latticini magri, noci e legumi sono alimenti consigliati dalla Dieta DASH proprio per il loro contributo significativo a questi nutrienti essenziali.

Inoltre, la dieta incoraggia il consumo di alimenti ricchi di fibre, come cereali integrali e legumi, che non solo promuovono un sistema digestivo sano ma sono anche collegati a una riduzione della pressione sanguigna. Questa combinazione di nutrienti lavora sinergicamente per creare un ambiente nutrizionale che sostiene il benessere del cuore e delle arterie.

Uno degli aspetti più apprezzati della Dieta DASH è la sua praticità e adattabilità. Non si tratta di seguire una serie di regole rigorose, ma piuttosto di adottare un approccio sano e sostenibile alle scelte alimentari. Questa caratteristica rende la dieta più facilmente integrabile nella vita quotidiana di chiunque, garantendo che la gestione dell'ipertensione non diventi un onere, ma piuttosto una parte naturale della routine.

La Dieta DASH è supportata da una vasta base di evidenze scientifiche che dimostrano il suo impatto positivo sulla pressione sanguigna. Studi clinici hanno confermato che seguendo la Dieta DASH è possibile ottenere significativi miglioramenti nella regolazione della pressione arteriosa, il che la rende un approccio affidabile e consigliato per chi lotta con l'ipertensione.

Perdita di peso sana: Come la dieta può essere un sostegno nella gestione del peso corporeo.

La gestione del peso corporeo è una sfida universale, e la Dieta DASH emerge come una risorsa preziosa per coloro che cercano di raggiungere e mantenere un peso sano in modo sostenibile. Questo segmento esplorerà come la dieta può essere un supporto efficace nella perdita di peso, abbracciando principi che vanno al di là della semplice restrizione calorica.

La Dieta DASH si discosta da molte delle pratiche dietetiche effimere che promettono risultati rapidi ma spesso falliscono nel mantenere il peso perso a lungo termine. Invece, si concentra su una perdita di peso graduale e sana, promuovendo uno stile di vita sostenibile e duraturo. Uno degli aspetti chiave di questo approccio è l'attenzione alla qualità degli alimenti piuttosto che alla mera quantità di calorie.

La dieta incentiva il consumo di alimenti nutrienti, come frutta, verdura, cereali integrali, proteine magre e latticini a basso contenuto di grassi. Questi alimenti forniscono una gamma completa di nutrienti essenziali, garantendo che il corpo riceva ciò di cui ha bisogno per funzionare in modo ottimale. Allo stesso tempo, sono spesso meno calorici rispetto a cibi altamente processati, facilitando il controllo delle calorie senza dover ricorrere a diete estreme.

La componente della dieta focalizzata sulla riduzione del sodio è particolarmente rilevante nella gestione del peso. Il sodio può causare ritenzione idrica, influenzando temporaneamente il numero sulla bilancia. Riducendo l'assunzione di sodio, la Dieta DASH contribuisce a mantenere l'equilibrio idrico del corpo, evitando fluttuazioni di peso legate alla ritenzione di liquidi.

Il ricco contenuto di fibre nella Dieta DASH è un altro alleato nella gestione del peso. Le fibre favoriscono un senso di sazietà più a lungo, aiutando a ridurre gli spuntini non salutari e a controllare le porzioni durante i pasti. Inoltre, le fibre svolgono un ruolo importante nella regolazione del glucosio nel sangue, contribuendo a evitare picchi e cadute di energia che possono sabotare gli sforzi di perdita di peso.

La Dieta DASH incoraggia anche la consapevolezza delle porzioni, un aspetto critico nella gestione del peso. Insegna a ascoltare i segnali di fame e sazietà, evitando il sovraccarico di cibo e promuovendo una relazione sana con il cibo. Questo approccio evita il senso di privazione spesso associato alle diete restrittive, rendendo più facile adottare abitudini alimentari sostenibili nel lungo termine.

Gli studi scientifici confermano l'efficacia della Dieta DASH nella perdita di peso. Non solo promuove una riduzione graduale del peso corporeo, ma anche una diminuzione dei livelli di grasso corporeo, contribuendo a migliorare la composizione corporea complessiva. Questi risultati sono particolarmente significativi, poiché la composizione corporea è un indicatore più accurato del benessere rispetto al semplice peso sulla bilancia.

Prevenzione di malattie croniche: Ridurre l'infiammazione e migliorare la salute generale.

La Dieta DASH si erge come **una barriera protettiva contro le malattie croniche**, offrendo un approccio nutrizionale che va al di là del controllo della pressione sanguigna e della gestione del peso. Questo segmento esplorerà come la dieta agisce come un alleato prezioso nella prevenzione di malattie croniche, affrontando l'infiammazione e promuovendo una salute generale robusta.

Uno degli aspetti chiave della Dieta DASH è la sua capacità di ridurre l'infiammazione nel corpo. L'infiammazione cronica è collegata a una serie di malattie croniche, tra cui malattie cardiache, diabete di tipo 2, cancro e malattie neurodegenerative. La dieta si distingue per la sua composizione nutrizionale ricca di antiossidanti, sostanze che contrastano l'azione dannosa dei radicali liberi e contribuiscono a ridurre lo stato infiammatorio.

Gli alimenti consigliati dalla DASH, come frutta e verdura ricche di vitamine C ed E, sono noti per le loro proprietà antiossidanti. Queste sostanze neutralizzano i radicali liberi, riducendo lo stress ossidativo e limitando l'infiammazione. Inoltre, la presenza di fibre nella dieta contribuisce a mantenere un ambiente intestinale sano, influenzando positivamente il sistema immunitario e la risposta infiammatoria generale del corpo.

Il piano alimentare promuove anche il consumo di

grassi salutari, come quelli presenti in noci, semi e olio d'oliva. Questi alimenti forniscono acidi grassi omega-3, noti per le loro proprietà antinfiammatorie. Introdurre questi grassi benefici nella dieta può contribuire a equilibrare la risposta infiammatoria e a proteggere contro lo sviluppo di malattie croniche.

La Dieta DASH sottolinea anche l'importanza del controllo del glucosio nel sangue, un aspetto cruciale nella prevenzione del diabete di tipo 2. Mantenere livelli di zucchero nel sangue stabili è fondamentale per ridurre il rischio di sviluppare questa malattia cronica. La dieta raggiunge questo obiettivo attraverso la promozione di carboidrati complessi provenienti da fonti come cereali integrali e legumi, che garantiscono una lenta digestione e un rilascio graduale di glucosio nel sangue.

Inoltre, questa alimentazione incoraggia il consumo di proteine magre, come carne magra, pesce, legumi e latticini a basso contenuto di grassi. Le proteine svolgono un ruolo cruciale nella costruzione e nella riparazione dei tessuti, contribuendo anche al mantenimento di un sistema immunitario forte. Questo è particolarmente rilevante nella prevenzione di malattie croniche, poiché un sistema immunitario robusto è in grado di difendersi meglio contro infezioni e processi infiammatori.

Gli effetti positivi della Dieta DASH sulla prevenzione di malattie croniche non solo offrono benefici a lungo termine per la salute, ma migliorano anche la qualità generale della vita. Prevenire queste malattie significa ridurre la probabilità di affrontare condizioni di salute debilitanti e migliorare la longevità.

Implementare la Dieta DASH nella Tua Vita Quotidiana

Piano alimentare dettagliato: Come strutturare i pasti seguendo i principi della Dieta DASH

Colazione

La colazione è il pasto che avvia il tuo metabolismo e fornisce l'energia necessaria per affrontare la giornata. Un'opzione DASH-friendly potrebbe includere una ciotola di fiocchi d'avena integrali arricchita con frutti di bosco e una manciata di noci. Questa combinazione offre fibre, antiossidanti e acidi grassi omega-3, fondamentali per iniziare la giornata in modo sano.

Spuntini Mattutini

Se senti la necessità di uno spuntino a metà mattina, opta per uno yogurt greco magro con una manciata di mirtilli o una mela affettata. Lo yogurt fornisce proteine, mentre la frutta aggiunge vitamine e minerali, mantenendo stabili i livelli di zucchero nel sangue.

Pranzo

Il pranzo potrebbe consistere in una insalata di quinoa con verdure miste, fagioli neri e pollo alla griglia. La quinoa offre una fonte di carboidrati complessi, mentre i fagioli neri e il pollo aggiungono proteine magre. Condisci con olio d'oliva e erbe fresche per un pasto gustoso e nutriente.

Spuntino Pomeridiano

Un pizzico di fame nel pomeriggio può essere soddisfatto con una manciata di mandorle o carote baby con hummus. Gli acidi grassi sani delle mandorle o la combinazione di fibre e proteine degli hummus con le carote forniranno un boost energetico senza compromettere i principi della Dieta DASH.

Cena

La cena potrebbe consistere in salmone al forno con asparagi e quinoa. Il salmone fornisce acidi grassi omega-3, mentre gli asparagi aggiungono fibre e vitamine. La quinoa completa il pasto con proteine e carboidrati.

Dolce Serale

Un dolce serale leggero potrebbe essere una porzione di yogurt greco con miele e qualche fragola. Questa scelta offre dolcezza naturale, proteine e probiotici benefici per la salute intestinale.

Consigli pratici per la spesa Come fare scelte alimentari consapevoli quando fai la spesa

Navigare attraverso gli scaffali del supermercato può essere una parte cruciale nella trasformazione del tuo stile di vita alimentare secondo i principi della Dieta DASH. Questo segmento si concentrerà su consigli pratici per la spesa, guidandoti attraverso le scelte alimentari consapevoli che saranno la base della tua nuova routine nutrizionale.

Pianificazione Prima della Spesa

Prima di recarti al supermercato, pianifica i pasti per la settimana. Stabilisci quali ingredienti ti serviranno e crea una lista. Questo non solo semplifica la tua esperienza di spesa, ma aiuta anche a evitare acquisti impulsivi di alimenti non conformi alla Dieta DASH.

Priorità a Frutta e Verdura

Dedica la maggior parte del tuo tempo nella sezione di frutta e verdura. Scegli una varietà di colori per garantire una vasta gamma di nutrienti. Opta per opzioni fresche, ma le opzioni surgelate o in scatola possono essere altrettanto nutrienti e durature.

Esplora i Reparti dei Cereali Integrali

Quando raggiungi il reparto dei cereali, opta per opzioni integrali come quinoa, avena integrale, riso integrale e pasta di grano intero. Questi alimenti forniscono fibre e nutrienti essenziali che mantengono stabili i livelli di zucchero nel sangue.

Scegli Proteine Magre

Per le proteine, orientati verso opzioni magre come pollo senza pelle, tacchino, pesce, legumi e tofu. Evita carni processate e ricche di grassi saturi. Leggi le etichette per valutare la qualità delle proteine.

Limita i Prodotti Lattiero - Caseari Grassi

Nel reparto lattiero-caseario, opta per latticini a basso contenuto di grassi o alternative come latte di mandorle o yogurt greco magro. Riduci al minimo il consumo di formaggi ad alto contenuto di grassi e burro.

Esplora gli Snack Salutari

Quando raggiungi gli snack, scegli opzioni salutari come frutta secca non salata, semi, verdure fresche con hummus o yogurt greco. Evita snack con alto contenuto di sodio e zuccheri aggiunti.

Etichette Nutrizionali Consapevoli

Impara a leggere le etichette nutrizionali. Controlla il contenuto di sodio, zuccheri e grassi saturi. Cerca alimenti con ingredienti minimali e riconoscibili.

Evita i Prodotti Processati

Riduci al minimo il consumo di cibi altamente processati. Questi prodotti spesso contengono elevate quantità di sodio, zuccheri aggiunti e grassi non salutari. Opta per alimenti freschi o minimamente processati.

Scelte Intelligenti nei Reparti dei Dolci

Nei reparti dei dolci, cerca opzioni più salutari come frutta fresca, yogurt naturale con miele o barrette di cereali integrali. Riduci al minimo gli acquisti di dolci confezionati e ricchi di zuccheri raffinati.

Mantieni un Budget Consapevole

Rispetta il tuo budget senza compromettere la qualità. Cerca offerte su frutta e verdura di stagione, considera l'acquisto di prodotti alla rinfusa e pianifica pasti economici ma sani.

Seguendo questi consigli pratici durante la tua spesa, sarai in grado di riempire il tuo carrello con alimenti che supportano attivamente i principi della Dieta DASH. Questo approccio consapevole alla spesa non solo avrà un impatto positivo sulla tua salute ma renderà anche più accessibile e sostenibile il tuo nuovo stile di vita alimentare.

Superare le Sfide e Mantenere la Motivazione

Affrontare le tentazioni: Strategie per resistere a cibi non salutari

Nel percorso verso uno stile di vita basato su questa alimentazione, affrontare le tentazioni alimentari è una sfida comune ma necessaria. Questo segmento esplorerà strategie pratiche per resistere a cibi non salutari, aiutandoti a mantenere la coerenza nel tuo impegno per la salute.

Consapevolezza degli Stimoli

Il primo passo per affrontare le tentazioni è sviluppare consapevolezza degli stimoli che le scatenano. Tieni un diario alimentare per identificare i momenti in cui sorgono desideri per cibi non conformi alla Dieta DASH. Può essere lo stress, l'abitudine o le situazioni sociali. Riconoscere queste sfide è il primo passo verso il controllo.

Pianificazione dei Pasti

Pianificare i pasti in anticipo può aiutarti a evitare scelte alimentari impulsiva. Assicurati di avere cibi salutari e DASH-friendly a portata di mano. Prepara pasti gustosi in anticipo, in modo che quando arriva la tentazione, hai già a disposizione opzioni saporite e nutrienti.

Snack Salutari a Portata di Mano

Mantieni uno stash di snack sani nei luoghi in cui trascorri più tempo. Frutta fresca, frutta secca non salata, o barrette di cereali integrali possono essere opzioni veloci e salutari quando la voglia di uno spuntino si fa sentire.

Gestione dello Stress

Spesso, le tentazioni alimentari sono legate allo stress. Sviluppa strategie di gestione dello stress, come la meditazione, lo yoga o una breve passeggiata. Queste attività non solo ti aiuteranno a fronteggiare lo stress ma possono anche ridurre la tendenza a ricorrere a cibi confortanti non salutari.

Sostituzioni Salutari

Trova alternative salutari ai tuoi cibi preferiti non conformi alla Dieta DASH. Ad esempio, se ami le patatine, prova a sostituire con chips di verdure al forno o bastoncini di carote e cetrioli. Trovare opzioni che soddisfino i tuoi desideri senza compromettere la salute è una strategia vincente.

Moderazione e Occasioni Speciali

La Dieta DASH non richiede una rinuncia totale a piaceri occasionali. La chiave è la moderazione. Se desideri qualcosa al di fuori dei limiti della dieta, concediti in occasioni speciali, ma cerca comunque di mantenere il controllo delle porzioni.

Allenamento della Forza di Volontà

Allenare la tua forza di volontà è un processo graduale. Inizia con piccoli obiettivi realistici e poi gradualmente aumenta la sfida. Ciò può essere particolarmente efficace nell'affrontare situazioni sociali in cui la tentazione è alta.

Coinvolgi un Amico o Familiare

Condividere i tuoi obiettivi con un amico o un membro della famiglia può fornire un supporto prezioso. Avrai qualcuno con cui condividere le sfide e ricevere incoraggiamenti quando ne hai bisogno.

Concentrati sui Benefici a Lungo Termine

Ricorda costantemente i benefici a lungo termine della Dieta DASH sulla tua salute. Mantenere una visione a lungo termine ti aiuterà a mettere in prospettiva le tentazioni a breve termine e a rimanere motivato.

Apprezzamento del Cibo Salutare

Coltiva un amore per il cibo sano. Sperimenta ricette DASH-friendly, scopri nuovi sapori e apprezza il nutrimento che stai fornendo al tuo corpo. Quando inizi a vedere il cibo salutare come una fonte di benessere, diventa più facile resistere alle tentazioni.

Affrontare le tentazioni alimentari è una parte inevitabile del percorso verso una dieta più sana. Tuttavia, con strategie pratiche e una mentalità equilibrata, puoi superare queste sfide e mantenere il focus sulla tua salute a lungo termine.

Integrare l'esercizio fisico: Come il movimento può essere parte integrante della tua routine di salute

Nella ricerca di uno stile di vita sano basato sulla Dieta DASH, l'integrazione dell'esercizio fisico assume un ruolo fondamentale. Questo segmento esplorerà il modo in cui il movimento può diventare parte integrante della tua routine di salute, fornendo benefici non solo fisici ma anche mentali per un benessere completo.

Scelta di Attività che Ami

L'adozione di un regime di esercizio fisico non deve essere un compito arduo; al contrario, dovrebbe essere qualcosa che ti piace fare. Scegli attività che ti appassionano, che siano passeggiate in natura, corsa, yoga o danza. Questo rende l'esercizio una parte più piacevole della tua giornata, aumentando la probabilità di mantenerlo nel tempo.

Programmazione Regolare

Integra l'esercizio nella tua routine quotidiana come un appuntamento fisso. Creare una programmazione regolare rende l'esercizio parte integrante della tua giornata, simile ad altri impegni quotidiani. Può essere un momento dedicato al mattino prima del lavoro o una pausa attiva durante il pranzo.

Allenamento Funzionale

Incorpora l'allenamento funzionale nella tua routine. Questo tipo di esercizio coinvolge movimenti che simulano attività quotidiane, migliorando la forza e la flessibilità necessarie per affrontare le sfide della vita quotidiana. Esempi includono sollevare pesi, flessioni e squat.

Varietà nelle Attività

Evita la monotonia integrando una varietà di attività fisiche nella tua settimana. Alterna tra esercizi cardiovascolari, allenamento di resistenza e attività più rilassanti come lo yoga. Questo non solo mantiene l'allenamento interessante ma coinvolge differenti gruppi muscolari.

Attività Aerobica per la Salute Cardiovascolare

Le attività aerobiche, come camminare veloce, nuotare o correre, sono essenziali per la salute cardiovascolare. Coinvolgendo il cuore e i polmoni, questi esercizi migliorano la capacità cardiorespiratoria, riducendo il rischio di malattie cardiache, pressione alta e diabete.

Allenamento della Forza

L'allenamento di resistenza è fondamentale per la salute muscolare e ossea. Include esercizi con pesi, elastici o il proprio peso corporeo. Incrementare la massa muscolare non solo migliora la forza ma aumenta anche il metabolismo, supportando la gestione del peso.

Esplorare Attività all'Aperto

Sfrutta le opportunità per esercitarti all'aperto. L'aria fresca e la varietà di terreni possono rendere l'esercizio più stimolante. Passeggiate in parchi, escursioni o attività come il ciclismo possono aggiungere un elemento di avventura alla tua routine.

Attività Sociale

Coinvolgiti in attività fisiche sociali. Unirsi a classi di gruppo, squadre sportive o programmi di allenamento con amici non solo offre un supporto sociale ma rende anche l'esercizio più divertente e motivante.

Micro - Pausa Attiva

Integra micro pausa attive durante la giornata lavorativa. Breve stretching, una passeggiata veloce o esercizi di respirazione possono rompere la sedentarietà, migliorando la concentrazione e la produttività.

Ascolto del Corpo

Ascolta il tuo corpo e adatta l'attività fisica alle tue esigenze. Se ti senti stanco o hai bisogno di recupero, opta per attività più leggere come lo stretching o lo yoga. Rispettare i segnali del tuo corpo è fondamentale per mantenere l'equilibrio.

Supporto emotivo e psicologico: L'importanza del benessere mentale nel percorso di dimagrimento.

Nel percorso verso un dimagrimento sano e duraturo, l'aspetto emotivo e psicologico gioca un ruolo cruciale. Questo segmento esplorerà l'importanza del benessere mentale nel processo di dimagrimento e come il supporto emotivo e psicologico possa essere fondamentale per mantenere un equilibrio sano e sostenibile.

Autoconsapevolezza e Accettazione

Il primo passo verso il benessere mentale è l'autoconsapevolezza. Accettare te stesso e il tuo corpo è fondamentale per intraprendere un percorso di dimagrimento sano. L'autostima e l'accettazione del proprio corpo sono la base su cui costruire un cambiamento sostenibile.

Obiettivi Realistici

Impostare obiettivi realistici è essenziale per prevenire frustrazioni e disillusioni. Stabilisci obiettivi raggiungibili, siano essi legati alla perdita di peso, all'attività fisica o al benessere emotivo. Celebrare piccoli successi incrementa la motivazione.

Connessione tra Emozioni e Alimentazione

Comprendere la connessione tra emozioni e alimentazione è fondamentale. Molte persone ricorrono al cibo come forma di conforto o gestione dello stress. Imparare strategie alternative per affrontare le emozioni, come la meditazione o la scrittura, riduce la dipendenza emotiva dal cibo.

Supporto Sociale

Il supporto sociale è un pilastro chiave nel percorso di dimagrimento. Condividere il tuo viaggio con amici, familiari o gruppi di supporto crea una rete di sostegno preziosa. Il sostegno emotivo da parte degli altri può aiutarti a superare le sfide e a mantenere la motivazione.

Professionisti della Salute Mentale

Se affronti difficoltà emotive più profonde legate al cibo e al peso, considera il coinvolgimento di professionisti della salute mentale. Psicologi, counselor o nutrizionisti specializzati in salute mentale possono fornire un supporto personalizzato per affrontare le radici emotive dei comportamenti alimentari.

Pratiche di Consapevolezza

Integrare pratiche di consapevolezza nella tua routine quotidiana, come la meditazione o lo yoga, può contribuire a ridurre lo stress e migliorare la gestione emotiva. Queste pratiche promuovono la connessione tra mente e corpo, favorendo una maggiore consapevolezza.

Monitoraggio dei Progressi

Tieni un diario dei tuoi progressi, non solo riguardo alla perdita di peso ma anche per quanto riguarda il tuo benessere emotivo. Registra le tue emozioni, le sfide superate e le vittorie quotidiane. Questo aiuta a mantenere un'immagine più completa del tuo percorso.

Autocura e Gestione dello Stress

Concediti il tempo per attività che ti rilassano, siano esse una passeggiata tranquilla, un bagno caldo o la lettura di un libro. La gestione dello stress è fondamentale per evitare ricadute nelle vecchie abitudini alimentari.

Equilibrio tra Vita Personale e Dimagrimento

Trova un equilibrio sano tra il tuo percorso di dimagrimento e la vita quotidiana. Il benessere mentale non può essere sacrificato per il raggiungimento di obiettivi fisici. Trova un equilibrio che ti permetta di perseguire il dimagrimento senza compromettere la tua salute mentale.

Celebrare il Progresso Non Legato al Peso

Celebra i progressi non legati al peso. Concentrati su cambiamenti positivi nella tua energia, resistenza, qualità del sonno e benessere emotivo. Questi successi contribuiscono al tuo benessere complessivo.

Il benessere mentale è una componente essenziale del percorso di dimagrimento. Integrare supporto emotivo e psicologico rende il processo più equilibrato, sostenibile e gratificante.

Celebrare i Tuoi Successi e Guardare al Futuro

Monitorare i progressi: Strumenti per tracciare i cambiamenti nella tua salute e nel tuo corpo

Monitorare i progressi è una componente fondamentale per il successo a lungo termine nel percorso di dimagrimento e adozione della Dieta DASH. Questo segmento esplorerà l'importanza di utilizzare gli strumenti giusti per tracciare in modo accurato e motivante le trasformazioni nella tua salute e nel tuo corpo.

Diario Alimentare

Un diario alimentare è uno strumento prezioso per tenere traccia di ciò che mangi giornalmente. Registra non solo gli alimenti consumati ma anche le porzioni e le circostanze che circondano i pasti. Questo fornisce una panoramica dettagliata dei tuoi comportamenti alimentari.

Bilancia Pesa Persona

La bilancia pesa persona è un dispositivo chiave per monitorare i cambiamenti nel peso corporeo. Utilizzala regolarmente, ma senza fissarsi esclusivamente sul numero. I cambiamenti possono essere influenzati da molteplici fattori, tra cui la massa muscolare e la ritenzione idrica. Concentrati su trend a lungo termine invece di fluttuazioni quotidiane.

Misurazioni del Corpo

Le misurazioni del corpo, come la circonferenza della vita, dei fianchi, delle braccia e delle cosce, forniscono un'immagine più accurata dei cambiamenti nella composizione corporea. Misurare queste aree chiave ogni poche settimane può evidenziare progressi che potrebbero non essere riflessi sul peso.

Foto di Avanzamento

Scattare foto di avanzamento è un modo visuale per documentare i cambiamenti nel tuo corpo nel tempo. Fotografie mensili possono mostrare trasformazioni che potrebbero sfuggire all'occhio nel quotidiano. Questo può essere un potente motivatore visivo.

Test di Fitness

Integrare test di fitness regolari può evidenziare miglioramenti nella tua forza, resistenza e flessibilità.

Può essere un'esperienza gratificante vedere come la tua capacità fisica migliora nel tempo, indipendentemente dal peso.

Monitor di Attività Fisica

Utilizzare un monitor di attività fisica o un fitness tracker per registrare i tuoi livelli di attività quotidiana. Questi dispositivi tracciano passi, calorie bruciate e persino la qualità del sonno. Forniscono dati tangibili che possono aiutarti a mantenere un approccio attivo alla tua routine.

Test di Laboratorio

Se possibile, considera di effettuare test di laboratorio per monitorare i tuoi livelli di colesterolo, glicemia e altri indicatori chiave di salute. Questi dati possono fornire informazioni preziose sulle modifiche interne che potrebbero non essere evidenti esternamente.

Registro dell'Energia e del Benessere

Tieni un registro delle tue energie, livelli di stress e benessere emotivo. Questo può aiutarti a identificare modelli che potrebbero influenzare i tuoi comportamenti alimentari e i livelli di attività. Trova modi per migliorare il tuo stato emotivo per sostenere il successo a lungo termine.

Registrazione delle Prestazioni Fisiche

Se coinvolto in attività fisiche specifiche, come la corsa o l'allenamento di resistenza, registra le tue prestazioni. Monitorare distanze percorse, tempi e pesi utilizzati ti aiuta a vedere i miglioramenti nel tuo livello di forma fisica.

Monitorare i progressi è un elemento chiave per mantenere la motivazione e adattare la tua strategia quando necessario. Utilizzando una combinazione di strumenti, puoi ottenere una visione completa dei cambiamenti nella tua salute e nel tuo corpo, guidando il tuo percorso di dimagrimento e benessere.

Celebrare le vittorie: L'importanza di riconoscere e festeggiare i tuoi successi

Nel percorso verso una vita più sana attraverso la Dieta DASH, celebrare le vittorie è un elemento cruciale per mantenere alta la motivazione e costruire un rapporto positivo con il proprio corpo. Questo segmento esplorerà l'importanza di riconoscere e festeggiare i successi nel tuo percorso di adozione della Dieta DASH.

Riconoscimento delle Piccole Vittorie

Nel perseguire una dieta più sana e uno stile di vita basato sulla Dieta DASH, è fondamentale riconoscere e celebrare le piccole vittorie. Queste possono essere così semplici come scegliere una porzione più piccola, optare per uno snack salutare o resistere a una tentazione. Il riconoscimento di queste piccole conquiste costruisce il tuo senso di realizzazione.

Focus sui Cambiamenti Positivi

Piuttosto che concentrarsi esclusivamente sulla perdita di peso, sposta il tuo focus sui cambiamenti positivi che stai apportando alla tua salute. Forse hai notato un miglioramento nei livelli di energia, una pelle più radiante o una migliore digestione. Celebrare queste trasformazioni può alimentare una motivazione duratura.

Ricompense Non Alimentari

Evita di associare il successo con ricompense alimentari. Invece di festeggiare con cibo, considera ricompense non alimentari come una giornata di relax, una passeggiata in un parco preferito, o un trattamento di benessere. Queste ricompense contribuiscono a rompere il legame emotivo tra celebrazione e cibo.

Creare una Lista di Obiettivi

Creare una lista di obiettivi a breve e lungo termine ti fornisce una guida chiara per il tuo percorso. Ogni volta che raggiungi un obiettivo, anche se piccolo, segnalo come una vittoria e prenditi il tempo per celebrare il tuo successo.

Coinvolgere la Comunità

Condividere i tuoi successi con la comunità può aumentare il senso di realizzazione. Se sei coinvolto in gruppi di supporto, forum online o hai amici che condividono gli stessi obiettivi, condividi le tue vittorie. La condivisione delle esperienze rende il tuo successo più tangibile.

Fissare Obiettivi Celebrativi

Integra obiettivi celebrativi nella tua lista di cose da fare. Ad esempio, se raggiungi un certo traguardo di perdita di peso, potresti pianificare una giornata di spa o una gita speciale. Questi obiettivi celebrativi forniscono un'ulteriore motivazione e qualcosa da attendere con entusiasmo.

Consapevolezza del Progresso Interno

Oltre ai cambiamenti esterni, fai attenzione ai progressi interni. Forse hai sviluppato una relazione più sana con il cibo, migliorato il tuo atteggiamento verso l'esercizio o imparato nuove abilità culinarie. Essere consapevole di questi progressi interni è altrettanto importante quanto quelli esterni.

Celebrare le Ricadute Come Opportunità di Apprendimento

Le ricadute sono inevitabili, ma possono diventare preziose opportunità di apprendimento. Invece di punirti, usa le ricadute come un trampolino di lancio per identificare le sfide e pianificare come superarle in futuro. Questo approccio positivo contribuisce a mantenere uno spirito motivato.

Sviluppare una Mentalità di Gratitudine

viluppare una mentalità di gratitudine per i successi, grandi o piccoli, contribuisce a mantenere un atteggiamento positivo. Ogni giorno, rifletti su ciò che hai raggiunto e sii grato per i progressi che stai facendo nel tuo percorso di adozione della Dieta DASH.

Celebrare le vittorie è un elemento chiave per mantenere alta la motivazione e consolidare un cambiamento duraturo nella tua vita. Riconoscere i successi, grandi e piccoli, ti aiuta a mantenere uno spirito positivo e resiliente nel tuo percorso verso una vita più sana e in armonia con la Dieta DASH.

Conclusione

In conclusione, questo non è solo un libro sulla Dieta DASH; è un inno alla tua salute, alla tua felicità e alla tua vita. Che tu continui a camminare su questa strada con forza e gioia. Il tuo viaggio di benessere è unico, personale e straordinariamente prezioso. Vivi ogni giorno con la consapevolezza che sei il custode del tuo benessere e il capitano della tua nave verso una vita piena e vibrante. Avanti, esplora, abbraccia e ama la tua vita con tutto il cuore.

Ecco il Tuo piano alimentare di 21 giorni

Giorno 1

Colazione: Avena con frutta fresca e latte scremato.

Spuntino mattutino: Una mela con un pugno di mandorle.

Pranzo: Insalata di pollo alla griglia con verdure miste.

Spuntino pomeridiano: Una tazza di yogurt greco a basso contenuto di grassi con miele e semi di chia.

Cena: Salmone alla griglia con quinoa e broccoli al

vapore.

Dolce: Muffin di mele e cannella fatti in casa.

Giorno 2

Colazione: Frittata di verdure con pane integrale tostato.

Spuntino mattutino: Carote baby con hummus.

Pranzo: Salmone alla griglia con quinoa e broccoli al vapore.

Spuntino pomeridiano: Un bicchiere di latte scremato con un pugno di mandorle.

Cena: Insalata di tonno con fagioli bianchi e rucola.

Dolce: Torta di carote con farina integrale.

Giorno 3

Colazione: Crepes integrali con mirtilli e yogurt greco.

Spuntino mattutino: Una banana con burro di arachidi.

Pranzo: Pollo teriyaki con riso integrale e edamame (Fagioli di soia).

Spuntino pomeridiano: Un bicchiere di latte di soia con una manciata di lamponi.

Cena: Petto di pollo al forno con patate dolci e spinaci.

Dolce: Pudding di chia con latte di mandorle e frutta fresca.

Giorno 4

Colazione: Frullato di frutta con yogurt greco a basso contenuto di grassi.

Spuntino mattutino: Frutta secca senza zucchero

aggiunto.

Pranzo: Zuppa di lenticchie con pane integrale.

Spuntino pomeridiano: Un'arancia con un pugno di noci.

Cena: Riso integrale con verdure stir-fry e tofu.

Dolce: Biscotti integrali con gocce di cioccolato.

Giorno 5

Colazione: Pane integrale tostato con avocado e un uovo sodo.

Spuntino mattutino: Un pezzo di formaggio a basso contenuto di grassi con uva.

Pranzo: Spaghetti integrali con pomodori freschi e basilico.

Spuntino pomeridiano: Un mix di frutta secca senza

zucchero aggiunto.

Cena: Zuppa di lenticchie con pane integrale.

Dolce: Frullato di frutta con yogurt greco.

Giorno 6

Colazione: Cereali integrali con latte scremato e una banana.

Spuntino mattutino: Frutta fresca.

Pranzo: Insalata di tonno con fagioli bianchi e rucola.

Spuntino pomeridiano: Un pezzo di formaggio a basso contenuto di grassi con un pugno di uva.

Cena: Pollo teriyaki con riso integrale e edamame.

Dolce: Crepes integrali con marmellata senza zucchero.

Giorno 7

Colazione: Yogurt greco a basso contenuto di grassi con miele e noci.

Spuntino mattutino: Un uovo sodo.

Pranzo: Petto di tacchino al forno con patate dolci e spinaci.

Spuntino pomeridiano: Un pezzo di pane integrale tostato con avocado.

Cena: Spaghetti integrali con pomodori freschi e basilico.

Dolce: Biscotti all'avena e banana.

Giorno 8

Colazione: Frullato di spinaci, banana e latte di mandorle.

Spuntino mattutino: Un'arancia con un pugno di noci.

Pranzo: Riso integrale con verdure stir-fry e tofu.

Spuntino pomeridiano: Popcorn senza sale.

Cena: Pasta integrale con gamberetti e zucchine.

Dolce: Frutta fresca con yogurt greco e miele.

Giorno 9

Colazione: Insalata di frutta fresca con un pizzico di cannella.

Spuntino mattutino: Cetrioli con tzatziki.

Pranzo: Insalata greca con pollo alla griglia.

Spuntino pomeridiano: Un uovo sodo.

Cena: Insalata di quinoa con verdure miste e feta.

Dolce: Pancake integrali con mirtilli.

Giorno 10

Colazione: Pane integrale tostato con burro di arachidi e marmellata senza zucchero.

Spuntino mattutino: Yogurt greco a basso contenuto di grassi con miele.

Pranzo: Couscous con verdure arrostite e hummus.

Spuntino pomeridiano: Un mix di frutta secca e semi.

Cena: Riso selvaggio con salmone al forno e asparagi.

Dolce: Macedonia di frutta fresca con un pizzico di cannella.

Giorno 11

Colazione: Ciotola di quinoa con frutta fresca.

Spuntino mattutino: Una pera con yogurt greco.

Pranzo: Wrap di pollo con verdure e salsa allo yogurt.

Spuntino pomeridiano: Peperoni a fette con hummus.

Cena: Insalata di farro con verdure grigliate.

Dolce: Gelatina di frutta senza zucchero.

Giorno 12

Colazione: Muesli con latte scremato e frutta secca.

Spuntino mattutino: Un frullato di frutta.

Pranzo: Zuppa di pomodoro con un panino al formaggio grigliato.

Spuntino pomeridiano: Un bicchiere di succo d'arancia fresco.

Cena: Wrap di pollo con verdure e salsa allo yogurt.

Dolce: Torta di mele fatta in casa con farina integrale.

Giorno 13

Colazione: Pudding di chia con latte di mandorle e frutta fresca.

Spuntino mattutino: Un bicchiere di latte scremato con una pesca.

Pranzo: Pasta di grano saraceno con funghi e spinaci.

Spuntino pomeridiano: Una tazza di brodo vegetale.

Cena: Insalata di orzo con pollo e verdure croccanti.

Dolce: Frullato di banana e fragola con latte scremato.

Giorno 14

Colazione: Insalata di frutta fresca con un pizzico di cannella.

Spuntino mattutino: Un pezzo di pane integrale tostato con avocado.

Pranzo: Pasta integrale con gamberetti e zucchine.

Spuntino pomeridiano: Un bicchiere di latte di mandorle con una manciata di mirtilli.

Cena: Pasta integrale con salsa di pomodoro e polpette di tacchino.

Dolce: Biscotti di farina d'avena con mirtilli.

Giorno 15

Colazione: Ciotola di acai con granola integrale e frutta fresca.

Spuntino mattutino: Un bicchiere di succo d'arancia fresco.

Pranzo: Insalata di ceci con pomodori e cetrioli.

Spuntino pomeridiano: Un pezzo di torta di mele fatta in casa con farina integrale.

Cena: Tacos di pesce con salsa di avocado e insalata di cavolo.

Dolce: Torta di yogurt greco con frutta fresca.

Giorno 16

Colazione: Torta di mele fatta in casa con farina integrale.

Spuntino mattutino: Un mix di frutta secca e semi.

Pranzo: Panino con petto di tacchino, lattuga e pomodoro.

Spuntino pomeridiano: Un pezzo di pane integrale con marmellata senza zucchero.

Cena: Couscous con verdure arrostite e hummus.

Dolce: Sorbetto di frutta fatto in casa.

Giorno 17

Colazione: Ciotola di farro con mirtilli e mandorle.

Spuntino mattutino: Un bicchiere di latte di mandorle con una manciata di mirtilli.

Pranzo: Riso selvaggio con salmone al forno e asparagi.

Spuntino pomeridiano: Un pezzo di pane integrale con burro di arachidi.

Cena: Pollo alla griglia con insalata di quinoa.

Dolce: Pudding di riso integrale con uvetta

.

Giorno 18

Colazione: Insalata di frutta fresca con un pizzico di cannella.

Spuntino mattutino: Un pezzo di pane integrale con marmellata senza zucchero.

Pranzo: Zuppa di verdure con un pezzo di pane integrale.

Spuntino pomeridiano: Pudding di chia con latte di mandorle e frutta fresca.

Cena: Pasta di grano saraceno con funghi e spinaci.

Dolce: Torta di pesche con farina integrale.

Giorno 19

Colazione: Frullato di spinaci, banana e latte di mandorle.

Spuntino mattutino: Popcorn senza sale.

Pranzo: Insalata di quinoa con verdure miste e feta.

Spuntino pomeridiano: Un bicchiere di latte scremato con una pesca.

Cena: Insalata di ceci con pomodori e cetrioli.

Dolce: Pancake di banana e avena.

Giorno 20

Colazione: Pancake integrali con sciroppo d'acero puro.

Spuntino mattutino: Un bicchiere di succo d'arancia fresco.

Pranzo: Insalata di farro con verdure grigliate.

Spuntino pomeridiano: Frutta fresca.

Cena: Risotto di farro con verdure miste.

Dolce: Muffin di zucca e noci.

Giorno 21

Colazione: Insalata di frutta fresca con un pizzico di cannella.

Spuntino mattutino: Un bicchiere di latte di mandorle

con una manciata di mirtilli.

Pranzo: Insalata di orzo con pollo e verdure croccanti.

Spuntino pomeridiano: Un pezzo di pane integrale con burro di arachidi.

Cena: Tacos di pesce con salsa di avocado e insalata di cavolo.

Dolce: Un pezzo di torta di mele fatta in casa con farina integrale.

Considerazioni Generali

Idratazione

Bevi abbondante acqua durante il giorno. Puoi arricchire l'acqua con fette di limone o menta per un tocco di sapore fresco senza aggiungere zucchero.

Controllo delle Porzioni

Mantieni il controllo delle porzioni per evitare eccessi calorici. Seguire le linee guida della Dieta DASH non significa solo scegliere cibi sani ma anche bilanciare le quantità.

Varietà

Cerca di variare gli alimenti per garantire un apporto completo di nutrienti. Consuma una vasta gamma di frutta, verdura, proteine magre e cereali integrali per ottenere il massimo beneficio nutrizionale.

Limitazione del Sodio

Riduci l'uso di sale e sperimenta con erbe fresche, spezie o aceti per aggiungere sapore ai tuoi piatti senza compromettere la tua salute.

Ricorda, la chiave per una dieta sana è la varietà e la moderazione. Assicurati di avere una varietà di alimenti da ogni gruppo alimentare e di controllare le dimensioni delle porzioni.

Se Pensi Che Questo Libro Ti Sia Piaciuto e
Ti Abbia Aiutato Ti Chiedo Solo Di
Dedicare Pochi Secondi e Lasciare Una
Breve Recensione Su Amazon!

Grazie Buon Appetito!

Sofia Incanto